39 Recetas de Jugos Naturales Para el Cáncer de Mama:

La Forma Más Efectiva Para Tratar y Prevenir el Cáncer de Mama a Través de Ingredientes Orgánicos

Por

Joe Correa CSN

DERECHOS DE AUTOR

© 2017 Live Stronger Faster Inc.

Todos los derechos reservados

La reproducción o traducción de cualquier parte de este trabajo, más allá de lo permitido por la sección 107 o 108 del Acta de Derechos de Autor de los Estados Unidos, sin permiso del dueño de los derechos es ilegal.

Esta publicación está diseñada para proveer información precisa y autoritaria respecto al tema en cuestión. Es vendido con el entendimiento de que ni el autor ni el editor están envueltos en brindar consejo médico. Si éste fuese necesario, consultar con un doctor. Este libro es considerado una guía y no debería ser utilizado en ninguna forma perjudicial para su salud. Consulte con un médico antes de iniciar este plan nutricional para asegurarse que sea correcto para usted.

RECONOCIMIENTOS

Este libro está dedicado a mis amigos y familiares que han tenido una leve o grave enfermedad, para que puedan encontrar una solución y hacer los cambios necesarios en su vida.

39 Recetas de Jugos Naturales Para el Cáncer de Mama:

La Forma Más Efectiva Para Tratar y Prevenir el Cáncer de Mama a Través de Ingredientes Orgánicos

Por

Joe Correa CSN

CONTENIDOS

Derechos de Autor

Reconocimientos

Acerca Del Autor

Introducción

39 Recetas de Jugos Naturales Para el Cáncer de Mama: La Forma Más Efectiva Para Tratar y Prevenir el Cáncer de Mama a Través de Ingredientes Orgánicos

Otros Títulos de Este Autor

ACERCA DEL AUTOR

Luego de años de investigación, honestamente creo en los efectos positivos que una nutrición apropiada puede tener en el cuerpo y la mente. Mi conocimiento y experiencia me han ayudado a vivir más saludablemente a lo largo de los años y los cuales he compartido con familia y amigos. Cuanto más sepa acerca de comer y beber saludable, más pronto querrá cambiar su vida y sus hábitos alimenticios.

La nutrición es una parte clave en el proceso de estar saludable y vivir más, así que empiece ahora. El primer paso es el más importante y el más significativo.

INTRODUCCIÓN

39 Recetas de Jugos Naturales Para el Cáncer de Mama: La Forma Más Efectiva Para Tratar y Prevenir el Cáncer de Mama a Través de Ingredientes Orgánicos

Por Joe Correa CSN

El cáncer de mama es la forma más común de cáncer entre las mujeres, y es extremadamente importante aprender los hechos acerca de la biología del tejido mamario, y los síntomas de esta enfermedad terrible.

Las mamas de una mujer están hechas de glándulas que producen leche para amamantar, grasa y tejido conectivo. Este tejido se desarrolla durante la pubertad con el crecimiento normal de las células a lo largo de los años.

Como cualquier otro tipo de cáncer, el cáncer de mama empieza con el crecimiento anormal e incontrolable de células. La causa de este proceso es desconocida, pero afortunadamente, los síntomas son bastante obvios y pueden ser reconocidos rápidamente. Es crucial notar los síntomas más tempranos, que incluyen:

- Un cambio en la textura de la piel alrededor del pezón. Estos cambios incluyen pezones blandos o espesamiento del tejido. Estas anormalidades usualmente se siguen de un alargamiento de poros que los pacientes describen como piel de naranja. En estos casos, la piel o el pezón se vuelven rojos y cambian su color natural.

- Un bulto nuevo en el área de la mama. Es importante mencionar que todos los bultos requieren su atención y deberían ser examinados por un profesional de la salud.
- Un cambio anormal en el tamaño de una o ambas mamas. Si nota un crecimiento inexplicable o hinchazón del tejido mamario, es importante visitar al doctor. Lo mismo ocurre con un achicamiento no natural de una o ambas mamas.
- Un descargo innatural de leche de una o ambas mamas puede también significar un desarrollo temprano de cáncer de mama, y debería ser examinado por su doctor.

Afortunadamente, tratamientos médicos nuevos han sido mejorados dramáticamente para mejorar la tasa de supervivencia en las mujeres que sufren de cáncer de mama.

Realmente espero que este libro incremente su conciencia acerca de esta enfermedad seria, y le enseñe cómo algunos cambios simples en el estilo de vida pueden mejorar dramáticamente su salud y prevenir cualquier condición peligrosa para la vida.

En este libro, encontrará recetas de jugos sorprendentemente deliciosas que están basadas en ingredientes muy saludables que han sido probados en impulsar el sistema inmune, y combatir varios tipos de cáncer, incluyendo el de mama. Estos jugos son extremadamente fáciles de hacer, y no tomarán mucho tiempo. Cuando los combine con un examen regular, estos alimentos serán la clave para prevenir esta enfermedad.

¡Manténgase feliz y saludable con estos jugos para prevenir el cáncer de mama!

39 RECETAS DE JUGOS NATURALES PARA EL CÁNCER DE MAMA: LA FORMA MÁS EFECTIVA PARA TRATAR Y PREVENIR EL CÁNCER DE MAMA A TRAVÉS DE INGREDIENTES ORGÁNICOS

1. **Jugo de Calabacín y Apio**

Ingredientes:

1 calabacín grande, en trozos

1 taza de apio, en trozos

2 tazas de Brotes de Bruselas, por la mitad

1 taza de repollo verde, en trozos

¼ cucharadita de Sal Himalaya

2 onzas de agua

Preparación:

Pelar el calabacín y cortarlo por la mitad. Remover las semillas y trozar. Dejar a un lado.

Lavar y trozar el apio. Dejar a un lado.

Lavar los brotes de Bruselas y recortar las hojas externas. Cortar por la mitad y dejar a un lado.

Lavar el repollo bajo agua fría. Colar y romper con las manos. Dejar a un lado.

Combinar el calabacín, apio, brotes de Bruselas y repollo en una juguera, y pulsar. Transferir a un vaso y añadir la sal Himalaya y agua.

Agregar algunos cubos de hielo o refrigerar antes de servir.

Información nutricional por porción: Kcal: 115, Proteínas: 11.7g, Carbohidratos: 33.9g, Grasas: 1.8g

2.   Jugo de Apio y Pomelo

Ingredientes:

1 taza de apio, en trozos

1 pomelo entero, sin piel

2 zanahorias grandes, en trozos

1 manzana Dorada Deliciosa pequeña, sin centro y en trozos

¼ cucharadita de canela molida

Preparación:

Lavar y trozar el apio. Rellenar un vaso medidor y reservar el resto en la nevera.

Pelar el pomelo y dividirlo en gajos. Cortar cada gajo por la mitad y dejar a un lado.

Lavar y pelar las zanahorias. Trozar y dejar a un lado.

Lavar la manzana y cortarla por la mitad. Remover el centro y trozar. Dejar a un lado.

Combinar las zanahorias, apio, pomelo y manzana en una juguera, y pulsar. Transferir a un vaso y añadir la canela.

Agregar hielo picado y servir inmediatamente.

Información nutricional por porción: Kcal: 203, Proteínas: 4.3g, Carbohidratos: 60.6g, Grasas: 1.1g

3. Jugo de Albahaca y Pepino

Ingredientes:

1 taza de albahaca, en trozos

1 taza de pepino, en rodajas

1 alcachofa mediana, en trozos

1 lima entera, sin piel

2 onzas de agua

Preparación:

Lavar la albahaca bajo agua fría. Colar y romper con las manos. Dejar a un lado.

Lavar el pepino y cortar en rodajas finas. Rellenar un vaso medidor y reservar el resto en la nevera.

Recortar las hojas externas de la alcachofa. Lavar y trozar. Dejar a un lado.

Pelar la lima y cortarla por la mitad. Dejar a un lado.

Combinar la alcachofa, albahaca, pepino y lima en una juguera, y pulsar. Transferir a un vaso y añadir el agua.

Refrigerar 5 minutos antes de servir.

Información nutricional por porción: Kcal: 53, Proteínas: 5.5g, Carbohidratos: 19.6g, Grasas: 0.4g

4. Jugo de Espárragos y Verdes de Ensalada

Ingredientes:

1 tomate mediano, en trozos

1 taza de espárragos, recortados y en trozos

1 taza de verdes de ensalada, en trozos

1 taza de espinaca, en trozos

¼ cucharadita de sal

1 rama de romero

Preparación:

Lavar los espárragos y recortar las puntas. Trozar y rellenar un vaso medidor. Dejar a un lado.

Combinar los verdes de ensalada y espinaca en un colador grande. Lavar bajo agua fría y colar. Trozar y dejar a un lado.

Lavar el tomate y ponerlo en un tazón pequeño. Trozar y reservar el jugo. Dejar a un lado.

Combinar los espárragos, verdes de ensalada, tomate y espinaca en una juguera, y pulsar. Transferir a un vaso y añadir el jugo de tomate y sal. Rociar con romero.

Puede agregar albahaca para más sabor.

Servir inmediatamente.

Información nutricional por porción: Kcal: 66, Proteínas: 11.2g, Carbohidratos: 19.6g, Grasas: 1.5g

5. Jugo de Kiwi y Manzana

Ingredientes:

1 kiwi entero, sin piel

1 manzana Granny Smith pequeña, sin centro

1 taza de mango, en trozos

1 nudo de jengibre pequeño, sin piel

2 onzas de agua de coco

Preparación:

Pelar el kiwi y cortarlo por la mitad. Dejar a un lado.

Lavar la manzana y cortarla por la mitad. Remover el centro y trozar. Dejar a un lado.

Pelar el mango y trozarlo. Rellenar un vaso medidor y reservar el resto.

Pelar el nudo de jengibre y trozar. Dejar a un lado.

Combinar el mango, kiwi, manzana y jengibre en una juguera, y pulsar. Transferir a un vaso y añadir el agua de coco. Agregar hielo picado y servir inmediatamente.

Información nutricional por porción: Kcal: 196, Proteínas: 2.8g, Carbohidratos: 55.5g, Grasas: 1.3g

6. Jugo de Apio y Ciruela

Ingredientes:

1 taza de apio, en trozos

1 ciruela entera, sin carozo y en trozos

1 manzana Dorada Deliciosa pequeña, sin centro

1 taza de cerezas

¼ cucharadita de canela molida

2 cucharadas de agua de coco

Preparación:

Lavar y recortar el apio. Trozar y dejar a un lado.

Lavar la ciruela y cortarla por la mitad. Remover el carozo y trozar. Dejar a un lado.

Lavar la manzana y cortarla por la mitad. Remover el centro y trozar. Dejar a un lado.

Lavar las cerezas usando un colador. Colar y cortarlas por la mitad. Remover los carozos y dejar a un lado.

Combinar el apio, ciruela, manzana y cerezas en una juguera, y pulsar. Transferir a un vaso y añadir la canela y agua de coco.

Agregar hielo picado y servir inmediatamente.

Información nutricional por porción: Kcal: 182, Proteínas: 3.1g, Carbohidratos: 52.7g, Grasas: 0.8g

7. Jugo de Calabaza y Calabacín

Ingredientes:

1 taza de calabaza naranja, en trozos

1 taza de zapallo calabaza, en trozos

1 calabacín grande

1 taza de calabaza, en trozos

1 zanahoria grande

¼ cucharadita de nuez moscada molida

¼ cucharadita de sal

2 onzas de agua

Preparación:

Pelar la calabaza naranja y remover las semillas. Cortar en cubos y reservar el resto en la nevera.

Lavar el zapallo calabaza y cortarlo por la mitad. Remover las semillas, trozar y dejar a un lado. Reservar el resto.

Pelar el calabacín y cortarlo por la mitad. Remover las semillas y trozar. Dejar a un lado.

Pelar la calabaza y cortarla por la mitad. Remover las semillas. Cortar un gajo grande y pelarlo. Trozar y dejar a un lado. Reservar el resto.

Lavar la zanahoria y cortar en rodajas gruesas. Dejar a un lado.

Procesar la calabaza naranja, zapallo calabaza, calabacín, calabaza y zanahoria en una juguera.

Transferir a un vaso y añadir la sal Himalaya y agua. Refrigerar 5 minutos antes de servir.

Información nutricional por porción: Kcal: 163, Proteínas: 8.4g, Carbohidratos: 45.8g, Grasas: 1.8g

8. Jugo de Zanahoria y Pimiento

Ingredientes:

1 zanahoria grande

1 pimiento rojo grande

1 taza de coliflor, en trozos

1 naranja grande

1 taza de col rizada fresca, en trozos

¼ cucharadita de Sal Himalaya

3 onzas de agua

Preparación:

Lavar la zanahoria y cortar en rodajas gruesas. Dejar a un lado.

Lavar el pimiento rojo y cortarlo por la mitad. Remover las semillas y trozar. Dejar a un lado.

Recortar las hojas externas de la coliflor. Lavar y trozar, y rellenar un vaso medidor. Reservar el resto en la nevera.

Pelar la naranja y dividir en gajos. Dejar a un lado.

Lavar la col rizada y romper con las manos. Dejar a un lado.

Procesar la zanahoria, pimiento rojo, coliflor, naranja y col rizada en una juguera. Transferir a un vaso y añadir la sal y agua.

Refrigerar 5 minutos antes de servir.

Información nutricional por porción: Kcal: 169, Proteínas: 8.9g, Carbohidratos: 49.6g, Grasas: 1.8g

9. Jugo de Manzana y Pepino

Ingredientes:

1 manzana Granny Smith grande

1 pepino grande

1 hinojo grande

1 rama de romero

¼ cucharadita de Sal Himalaya

2 onzas de agua

Preparación:

Lavar la manzana y remover el centro. Trozar y dejar a un lado.

Lavar el pepino y trozar. Dejar a un lado.

Lavar el bulbo de hinojo y recortar las capas marchitas. Trozar y dejar a un lado.

Procesar el hinojo, manzana y pepino en una juguera. Transferir a un vaso y añadir la sal Himalaya y agua. Rociar con romero y refrigerar 10 minutos antes de servir.

Información nutricional por porción: Kcal: 179, Proteínas: 5.7g, Carbohidratos: 56g, Grasas: 1.2g

10. Jugo de Zanahoria y Manzana

Ingredientes:

3 zanahorias grandes

1 manzana verde grande, sin centro

1 naranja grande

1 taza de sandía, en cubos

1 taza de uvas verdes

1 nudo de jengibre pequeño, 1 pulgada

Preparación:

Lavar las zanahorias y cortar en rodajas gruesas. Dejar a un lado.

Lavar la manzana y remover el centro. Trozar y dejar a un lado.

Pelar la naranja y dividir en gajos. Dejar a un lado.

Cortar la sandía por la mitad. Para una taza, necesitará un gajo grande. Pelarlo y trozarlo. Remover las semillas y dejar a un lado. Reservar el resto.

Lavar las uvas bajo agua fría. Colar y dejar a un lado.

Pelar el nudo de jengibre y dejar a un lado.

Combinar las zanahorias, manzana, naranja, sandía, uvas y jengibre en una juguera, y pulsar.

Transferir a un vaso y añadir hielo antes de servir.

Información nutricional por porción: Kcal: 335, Proteínas: 6.2g, Carbohidratos: 98g, Grasas: 1.7g

11. Jugo de Puerro y Lima

Ingredientes:

1 puerro entero, en trozos

1 lima entera, sin piel

1 naranja grande, sin piel

1 manzana verde pequeña, sin centro

Preparación:

Lavar el puerro y trozar. Dejar a un lado.

Pelar el limón y lima. Cortar cada fruta por la mitad y dejar a un lado.

Pelar la naranja y dividirla en gajos. Cortar cada gajo por la mitad y dejar a un lado.

Lavar la manzana y cortarla por la mitad. Remover el centro y trozar. Dejar a un lado.

Combinar el limón, puerro, lima, naranja y manzana en una juguera, y pulsar. Transferir a un vaso y refrigerar 15 minutos antes de servir.

Información nutricional por porción: Kcal: 205, Proteínas: 4.5g, Carbohidratos: 62.9g, Grasas: 0.9g

12. Jugo de Ananá y Frambuesa

Ingredientes:

1 taza de trozos de ananá

1 taza de frambuesas

1 mango grande

1 naranja grande

2 onzas de agua de coco

Preparación:

Cortar la parte superior del ananá y pelarlo. Trozar y reservar el resto en la nevera.

Poner las frambuesas en un colador y lavar bajo agua fría. Colar y dejar a un lado.

Lavar el mango y trozar. Dejar a un lado.

Pelar la naranja y dividirla en gajos. Dejar a un lado.

Combinar el ananá, frambuesas, mango y naranja en una juguera, y pulsar. Transferir a un vaso y añadir el agua de coco.

Agregar hielo y servir inmediatamente.

Información nutricional por porción: Kcal: 353, Proteínas: 6.8, Carbohidratos: 108g, Grasas: 2.5g

13. Jugo de Moras y Kiwi

Ingredientes:

1 taza de moras

2 kiwi enteros, sin piel

1 taza de cantalupo, en trozos

1 manzana verde pequeña, sin centro

¼ cucharadita de jengibre, molido

Preparación:

Poner las moras en un colador. Lavar bajo agua fría y colar. Dejar a un lado.

Pelar el kiwi y cortarlo por la mitad. Dejar a un lado.

Cortar el cantalupo por la mitad. Remover las semillas y cortar un gajo grande. Pelar y trozar. Reservar el resto en la nevera.

Lavar la manzana y cortarla por la mitad. Remover el centro y trozar. Dejar a un lado.

Combinar el cantalupo, moras, kiwi y manzana en una juguera, y pulsar. Transferir a un vaso y añadir el jengibre.

Agregar algunos cubos de hielo y servir inmediatamente.

Información nutricional por porción: Kcal: 181, Proteínas: 4.7g, Carbohidratos: 56.3g, Grasas: 1.6g

14.   Jugo de Pepino y Frutilla

Ingredientes:

1 taza de pepino, en rodajas

1 taza de frutillas, en trozos

1 taza de arándanos

1 taza de menta fresca, en trozos

1 zanahoria grande, en rodajas

¼ cucharadita de canela molida

Preparación:

Lavar el pepino y cortar en rodajas finas. Rellenar un vaso medidor y reservar el resto en la nevera.

Lavar las frutillas y remover las hojas. Trozar y dejar a un lado.

Lavar los arándanos usando un colador pequeño. Colar y dejar a un lado.

Lavar la menta bajo agua fría. Colar y trozar. Dejar a un lado.

Lavar y pelar la zanahoria. Cortar en rodajas finas y dejar a un lado.

Combinar el pepino, frutillas, arándanos, menta y zanahoria en una juguera. Pulsar.

Transferir a un vaso y añadir la canela. Agregar hielo picado y servir inmediatamente.

Información nutricional por porción: Kcal: 141, Proteínas: 4g, Carbohidratos: 45g, Grasas: 1.3g

15. Jugo de Melón Dulce y Berro

Ingredientes:

1 gajo de melón dulce grande

1 taza de berro, en trozos

1 alcachofa grande

1 manzana verde grande, sin centro

1 taza de verdes de mostaza, en trozos

2 onzas de agua

¼ cucharadita de néctar de agave

Preparación:

Cortar el melón dulce por la mitad. Remover las semillas, cortar un gajo grande y pelarlo. Trozar y poner en un tazón. Reservar el resto en la nevera.

Combinar el berro y verdes de mostaza en un colador, y lavar bajo agua fría. Colar y dejar a un lado.

Recortar las hojas externas de la alcachofa. Trozar y dejar a un lado.

Lavar la manzana y remover el centro. Trozar y dejar a un lado.

Procesar el melón dulce, berro, alcachofa, manzana y verdes de mostaza en una juguera. Transferir a un vaso y añadir el agua y néctar de agave.

Agregar hielo y servir inmediatamente.

Información nutricional por porción: Kcal: 261, Proteínas: 9.4g, Carbohidratos: 79.6g, Grasas: 1.1g

16. Jugo de Col Rizada y Naranja

Ingredientes:

1 taza de col rizada, en trozos

1 naranja grande, sin piel

1 taza de ananá, en trozos

1 taza de mango, en trozos

1 nudo de jengibre pequeño, en trozos

Preparación:

Lavar la col rizada bajo agua fría. Colar y trozar. Dejar a un lado.

Pelar la naranja y dividirla en gajos. Cortar cada gajo por la mitad y dejar a un lado.

Cortar la parte superior del ananá. Pelar y trozar. Rellenar un vaso medidor y reservar el resto.

Pelar el mango y trozar. Rellenar un vaso medidor y reservar el resto. Dejar a un lado.

Pelar el nudo de jengibre y trozar. Dejar a un lado.

Combinar el ananá, mango, col rizada, naranja y jengibre en una juguera, y pulsar. Transferir a un vaso y refrigerar 15 minutos antes de servir.

Información nutricional por porción: Kcal: 258, Proteínas: 6.9g, Carbohidratos: 74.9g, Grasas: 1.7g

17. Jugo de Tomate y Albahaca

Ingredientes:

2 tomates Roma medianos, en trozos

1 taza de albahaca fresca, en trozos

1 taza de calabaza, en cubos

1 pepino grande

¼ cucharadita de orégano seco

½ cucharadita de sal marina

2 onzas de agua

Preparación:

Lavar los tomates y ponerlos en un tazón. Cortar en cuartos y reservar el jugo. Dejar a un lado.

Lavar la albahaca bajo agua fría. Romper con las manos y dejar a un lado.

Pelar la calabaza y cortarla por la mitad. Remover las semillas. Cortar un gajo grande y pelarlo. Trozar y dejar a un lado. Reservar el resto.

Lavar el pepino y cortarlo en rodajas gruesas. Dejar a un lado.

Procesar los tomates, albahaca, calabaza y pepino en una juguera. Transferir a un vaso y añadir el orégano, sal, agua y jugo de tomate.

Refrigerar 5 minutos antes de servir.

Información nutricional por porción: Kcal: 87, Proteínas: 4.9g, Carbohidratos: 23.9g, Grasas: 0.9g

18. Jugo de Durazno y Ciruela

Ingredientes:

1 durazno grande, en trozos

1 ciruela entera, en trozos

1 taza de mango, en trozos

1 manzana Roja Deliciosa pequeña, sin centro

1 onza de agua de coco

Preparación:

Lavar el durazno y cortarlo por la mitad. Remover el carozo y trozar. Dejar a un lado.

Lavar la ciruela y cortarla por la mitad. Remover el carozo y trozar. Dejar a un lado.

Pelar el mango y cortarlo en cubos. Rellenar un vaso medidor y reservar el resto.

Lavar la manzana y cortarla por la mitad. Remover el centro y trozar. Dejar a un lado.

Combinar el durazno, ciruela, mango y manzana en una juguera, y pulsar. Transferir a un vaso y añadir el agua de coco.

Agregar hielo y servir inmediatamente.

Información nutricional por porción: Kcal: 252, Proteínas: 3.8g, Carbohidratos: 71.1g, Grasas: 1.6g

19.　Jugo de Puerro y Verdes de Remolacha

Ingredientes:

2 puerros grandes, en trozos

1 taza de verdes de remolacha, en trozos

1 taza de brócoli

1 taza de rúcula, en trozos

1 taza de verdes de ensalada, en trozos

1 pepino grande

1 lima grande

Un puñado de espinaca, en trozos

Preparación:

Lavar los puerros y trozarlos. Dejar a un lado.

Combinar la rúcula, verdes de remolacha, verdes de ensalada y espinaca en un colador. Lavar bajo agua fría y romper con las manos.

Lavar el brócoli y trozar. Dejar a un lado.

Lavar el pepino y cortarlo en rodajas gruesas. Dejar a un lado.

Pelar la lima y cortarla por la mitad. Dejar a un lado.

Procesar la rúcula, verdes de remolacha, verdes de ensalada, espinaca, puerros, brócoli, pepino y lima en una juguera. Transferir a vasos y refrigerar 30 minutos antes de servir.

Información nutricional por porción: Kcal: 194, Proteínas: 13.1g, Carbohidratos: 55.7g, Grasas: 1.8g

20. Jugo de Tomate y Cebolla

Ingredientes:

1 tomate mediano, en trozos

½ taza de cebollas de verdeo, en trozos

1 taza de coliflor, en trozos

½ taza de albahaca, en trozos

1 taza de pepino, en rodajas

1 onza de agua

Preparación:

Lavar el tomate y poner en un tazón. Trozar y reservar el jugo. Dejar a un lado.

Lavar las cebollas de verdeo y albahaca. Trozar y dejar a un lado.

Recortar las hojas externas de la coliflor. Lavar y trozar. Rellenar un vaso medidor y reservar el resto. Dejar a un lado.

Lavar el pepino y cortarlo en rodajas finas. Rellenar un vaso medidor y reservar el resto. Dejar a un lado.

Combinar la coliflor, tomate, cebollas de verdeo, albahaca y pepino en una juguera, y pulsar. Transferir a un vaso y añadir el agua.

Servir frío.

Información nutricional por porción: Kcal: 51, Proteínas: 4.4g, Carbohidratos: 13.9g, Grasas: 0.7g

21. Jugo de Arándanos y Calabacín

Ingredientes:

1 taza de arándanos

1 calabacín mediano, en rodajas

2 tazas de frambuesas

1 nudo de jengibre pequeño, sin piel

1 onza de agua de coco

Preparación:

Combinar las frambuesas y arándanos en un colador grande. Lavar bajo agua fría, colar y dejar a un lado.

Lavar el calabacín y cortar en rodajas finas. Dejar a un lado.

Pelar el nudo de jengibre y trozar. Dejar a un lado.

Combinar las frambuesas, arándanos, calabacín y jengibre en una juguera, y pulsar. Transferir a un vaso y añadir el agua de coco.

Agregar hielo picado o refrigerar 15 minutos antes de servir.

Información nutricional por porción: Kcal: 164, Proteínas: 6.5g, Carbohidratos: 58g, Grasas: 2.7g

22. Jugo de Acelga y Coliflor

Ingredientes:

2 tazas de Acelga

1 taza de coliflor, en trozos

3 zanahorias grandes, en rodajas

1 lima grande, sin piel

1 naranja grande, sin piel

1 onza de agua

Preparación:

Lavar la acelga y romper con las manos. Dejar a un lado.

Recortar las hojas externas de la coliflor. Lavar y trozar. Rellenar un vaso medidor y reservar el resto en la nevera.

Lavar las zanahorias y cortar en rodajas gruesas. Dejar a un lado.

Pelar la lima y cortarla por la mitad. Dejar a un lado.

Pelar la naranja y dividir en gajos. Dejar a un lado.

Procesar las zanahorias, acelga, coliflor, lima y naranja en una juguera. Transferir a vasos y añadir el agua.

Agregar hielo y servir inmediatamente.

Información nutricional por porción: Kcal: 173, Proteínas: 7.3g, Carbohidratos: 54g, Grasas: 1.2g

23. Jugo de Frambuesas y Limón

Ingredientes:

1 taza de frambuesas

1 limón grande

1 pomelo grande

1 lima grande

1 manzana amarilla mediana, sin centro

4 onzas de agua de coco

Preparación:

Poner las frambuesas en un colador y lavar bajo agua fría. Colar y dejar a un lado.

Pelar el limón y lima. Cortar por la mitad y dejar a un lado.

Pelar el pomelo y dividirlo en gajos. Dejar a un lado.

Lavar la manzana y remover el centro. Trozar y dejar a un lado.

Combinar el pomelo, frambuesas, limón, lima y manzana en una juguera, y pulsar. Transferir a vasos y añadir el agua de coco.

Agregar hielo y servir inmediatamente.

Información nutricional por porción: Kcal: 240, Proteínas: 4.6g, Carbohidratos: 76g, Grasas: 1.6g

24. Jugo de Naranja y Espinaca

Ingredientes:

1 naranja grande, sin piel

½ taza de espinaca, en trozos

1 taza de ananá, en trozos

3 brotes de Bruselas, por la mitad

Preparación:

Pelar la naranja y dividirla en gajos. Cortar cada gajo por la mitad y dejar a un lado.

Lavar la espinaca bajo agua fría y romper con las manos. Dejar a un lado.

Cortar la parte superior del ananá, y pelarlo. Cortar en rodajas finas, rellenar un vaso medidor y reservar el resto.

Lavar los brotes de Bruselas y recortar las capas marchitas. Cortarlos por la mitad y dejar a un lado.

Combinar la naranja, espinaca, ananá y brotes de Bruselas en una juguera, y pulsar. Transferir a un vaso y refrigerar 15 minutos antes de servir.

Información nutricional por porción: Kcal: 172, Proteínas: 7.9g, Carbohidratos: 52.7g, Grasas: 1.1g

25. Jugo de Manzana y Jengibre

Ingredientes:

1 manzana Dorada Deliciosa pequeña, sin centro

¼ cucharadita de jengibre, molido

1 taza de espinaca, en trozos

1 gajo mediano de melón dulce

1 taza de frambuesas

Preparación:

Lavar la manzana y cortarla por la mitad. Remover el centro y trozar. Dejar a un lado.

Lavar la espinaca bajo agua fría. Colar y trozar. Dejar a un lado.

Cortar el melón por la mitad. Remover las semillas y lavarlo. Cortar un gajo grande y pelarlo. Trozar y dejar a un lado. Reservar el resto en la nevera.

Poner las frambuesas en un colador y lavar bajo agua fría. Colar y dejar a un lado.

Combinar la espinaca, melón, frambuesas y manzana en una juguera, y pulsar. Transferir a un vaso y añadir el jengibre. Agregar hielo antes de servir.

Información nutricional por porción: Kcal: 142, Proteínas: 4.5g, Carbohidratos: 46.1g, Grasas: 1.4g

26. Jugo de Granada y Naranja

Ingredientes:

1 taza de semillas de granada

1 naranja mediana, en gajos

1 pera grande, en trozos

3 damascos enteros, sin carozo

¼ cucharadita de canela molida

Preparación:

Cortar la parte superior de la granada y deslizar hacia las membranas blancas. Remover las semillas a un vaso medidor y dejar a un lado.

Pelar la naranja y dividirla en gajos. Cortar cada gajo por la mitad y dejar a un lado.

Lavar la pera y cortarla por la mitad. Trozar y dejar a un lado.

Lavar los damascos y cortarlos por la mitad. Remover los carozos y trozar. Dejar a un lado.

Combinar la pera, damascos, semillas de granada y naranja en una juguera. Pulsar. Transferir a un vaso y añadir la canela.

Refrigerar 5 minutos antes de servir.

Información nutricional por porción: Kcal: 253, Proteínas: 4.9g, Carbohidratos: 78.3g, Grasas: 1.9g

27. Jugo de Apio y Manzana

Ingredientes:

1 taza de apio, en trozos

1 manzana mediana, sin centro

1 taza de batatas, en cubos

1 naranja mediana, sin piel

1 cucharada de menta fresca, en trozos

Preparación:

Lavar el apio y trozar. Dejar a un lado.

Lavar la manzana y cortarla por la mitad. Remover el centro y trozar. Dejar a un lado.

Pelar la batata y cortarla en cubos. Rellenar un vaso medidor y reservar el resto. Dejar a un lado.

Pelar la naranja y dividirla en gajos. Cortar cada gajo por la mitad y dejar a un lado.

Combinar las batatas, apio, manzana y naranja en una juguera. Pulsar. Transferir a un vaso y rociar con menta.

Agregar hielo picado y servir inmediatamente.

Información nutricional por porción: Kcal: 236, Proteínas: 4.7g, Carbohidratos: 67.8g, Grasas: 0.7g

28. Jugo de Alcachofa y Pepino

Ingredientes:

1 alcachofa grande, en trozos

1 taza de pepino, en rodajas

2 tazas de Brotes de Bruselas, por la mitad

¼ cucharadita de cúrcuma, molida

¼ cucharadita de jengibre, molido

2 onzas de agua

Preparación:

Recortar las hojas externas de la alcachofa. Trozar y dejar a un lado.

Lavar el pepino y cortar en rodajas finas. Rellenar un vaso medidor y reservar el resto en la nevera.

Lavar los brotes de Bruselas y recortar las capas externas. Cortar cada brote por la mitad y rellenar los vasos medidores. Dejar a un lado.

Combinar los brotes de Bruselas, alcachofa y pepino en una juguera, y pulsar. Transferir a un vaso y añadir el jengibre, cúrcuma y agua.

Refrigerar 15 minutos antes de servir.

Información nutricional por porción: Kcal: 98, Proteínas: 11.6g, Carbohidratos: 34.7g, Grasas: 0.8g

29. Jugo de Banana y Frutilla

Ingredientes:

1 banana grande, en rodajas

½ taza de frutillas, en trozos

1 taza de palta, en trozos

1 taza de lechuga roja, rallada

1 manzana Roja Deliciosa pequeña, sin centro

¼ cucharadita de canela molida

Preparación:

Pelar la banana y trozar. Dejar a un lado.

Lavar las frutillas y remover las hojas. Trozar y rellenar un vaso medidor. Dejar a un lado.

Pelar la palta y cortarla por la mitad. Remover el carozo y trozar. Dejar a un lado.

Lavar la lechuga bajo agua fría. Colar y trozar. Dejar a un lado.

Combinar la palta, lechuga, banana y frutillas en una juguera, y pulsar. Transferir a un vaso y añadir la canela.

Agregar hielo y servir inmediatamente.

Información nutricional por porción: Kcal: 405, Proteínas: 5.7g, Carbohidratos: 72.2g, Grasas: 23.1g

30. Jugo de Albahaca y Pepino

Ingredientes:

1 taza de albahaca fresca, en trozos

1 taza de pepino, en rodajas

1 taza de apio, en trozos

1 lima entera, sin piel

1 manzana mediana, sin centro

Preparación:

Lavar la albahaca bajo agua fría. Colar y romper con las manos. Dejar a un lado.

Lavar el pepino y cortarlo en rodajas finas. Rellenar un vaso medidor y reservar el resto. Dejar a un lado.

Lavar y trozar el apio. Dejar a un lado.

Pelar la lima y cortarla por la mitad. Dejar a un lado.

Lavar la manzana y cortarla por la mitad. Remover el centro y trozar. Dejar a un lado.

Combinar el apio, albahaca, pepino, lima y manzana en

una juguera, y pulsar. Transferir a un vaso y añadir hielo picado.

Servir inmediatamente.

Información nutricional por porción: Kcal: 109, Proteínas: 2.7g, Carbohidratos: 31.9g, Grasas: 0.7g

31. Jugo de Naranja y Cantalupo

Ingredientes:

1 naranja grande

1 taza de cantalupo

1 taza de frutillas

1 zanahoria grande

2 onzas de agua

Preparación:

Pelar la naranja y dividir en gajos. Dejar a un lado.

Cortar el cantalupo por la mitad. Remover las semillas, cortar dos gajos y pelarlos. Trozar y dejar a un lado. Reservar el resto del cantalupo en la nevera.

Lavar las frutillas bajo agua fría. Colar y cortar por la mitad. Dejar a un lado.

Lavar la zanahoria y cortar en rodajas gruesas. Dejar a un lado.

Combinar las frutillas, naranja, cantalupo y zanahoria en una juguera, y pulsar.

Transferir a vasos y añadir el agua. Agregar hielo y servir inmediatamente.

Información nutricional por porción: Kcal: 177, Proteínas: 4.9g, Carbohidratos: 55g, Grasas: 1.2g

32. Jugo de Manzana y Granada

Ingredientes:

1 manzana roja grande, sin centro

1 taza de semillas de granada

2 remolachas grandes, recortadas

1 pepino grande

1 nudo de jengibre pequeño, 1 pulgada

Preparación:

Lavar la manzana y remover el centro. Trozar y dejar a un lado.

Cortar la parte superior de la granada y deslizar a las membranas blancas. Remover las semillas a un tazón mediano.

Lavar las remolachas y recortar las partes verdes. Trozar y dejar a un lado.

Lavar el pepino y cortarlo en rodajas gruesas. Dejar a un lado.

Pelar el nudo de jengibre y dejar a un lado.

Procesar la remolacha, manzana, semillas de granada, pepino y nudo de jengibre en una juguera. Transferir a un vaso y añadir hielo. Agregar una cucharada de miel si lo desea.

Servir inmediatamente.

Información nutricional por porción: Kcal: 285, Proteínas: 8g, Carbohidratos: 81.6g, Grasas: 2.2g

33. Jugo de Verdes de Ensalada y Pepino

Ingredientes:

1 taza de verdes de ensalada, en trozos

1 taza de pepino, en rodajas

1 bulbo de hinojo entero, en trozos

1 limón entero, sin piel

1 onza de agua

¼ cucharadita de pimienta cayena, molida

Preparación:

Lavar los verdes de ensalada bajo agua fría. Colar y trozar. Dejar a un lado.

Lavar el pepino y cortarlo en rodajas finas. Rellenar un vaso medidor y reservar el resto. Dejar a un lado.

Recortar el bulbo de hinojo y remover las partes verdes. Lavar el bulbo y trozar. Dejar a un lado.

Pelar el limón y cortarlo por la mitad. Dejar a un lado.

Combinar el hinojo, verdes de ensalada, pepino y limón en

una juguera, y pulsar. Transferir a un vaso y añadir el agua y pimienta cayena.

Refrigerar 20 minutos antes de servir.

Información nutricional por porción: Kcal: 68, Proteínas: 4.9g, Carbohidratos: 26.3g, Grasas: 0.9g

34. Jugo de Manzana y Frutilla

Ingredientes:

1 manzana verde pequeña, sin centro

1 taza de frutillas, en trozos

1 taza de cerezas, sin carozo

2 ciruelas enteras, sin carozo y en trozos

1 cucharada de agua de coco

¼ cucharadita de jengibre, molido

Preparación:

Lavar la manzana y cortarla por la mitad. Remover el centro y trozar. Dejar a un lado.

Lavar las frutillas y remover las hojas. Trozar y rellenar un vaso medidor. Reservar el resto.

Lavar las cerezas usando un colador. Colar y cortarlas por la mitad. Remover los carozos y trozar. Dejar a un lado.

Lavar las ciruelas y cortarlas por la mitad. Remover los carozos y trozar. Dejar a un lado.

Combinar la manzana, frutillas, cerezas y ciruelas en una juguera, y pulsar. Transferir a un vaso y añadir el agua de coco y jengibre.

Agregar hielo picado y servir inmediatamente.

Información nutricional por porción: Kcal: 236, Proteínas: 4.2g, Carbohidratos: 70.3g, Grasas: 1.3g

35. Jugo de Repollo y Palta

Ingredientes:

1 taza de repollo verde, en trozos

1 taza de palta, en cubos

1 alcachofa grande, en trozos

1 taza de espinaca fresca, en trozos

¼ cucharadita de cúrcuma, molida

Preparación:

Combinar la espinaca y repollo en un colador grande. Lavar bajo agua fría, colar y romper con las manos. Dejar a un lado.

Pelar la palta y cortarla por la mitad. Remover el centro y cortar en cubos. Rellenar un vaso medidor y reservar el resto en la nevera.

Recortar las capas externas de la alcachofa. Trozar y dejar a un lado.

Combinar la alcachofa, espinaca, repollo y palta en una juguera, y pulsar. Transferir a un vaso y añadir la cúrcuma.

Refrigerar 10 minutos antes de servir.

Información nutricional por porción: Kcal: 282, Proteínas: 15.4g, Carbohidratos: 42.6g, Grasas: 23.2g

36. Jugo de Palta y Cantalupo

Ingredientes:

1 taza de trozos de palta

1 taza de cantalupo, en trozos

3 tazas de apio, en trozos

1 taza de albahaca fresca, en trozos

1 taza de pepino, en rodajas

2 onzas de agua

Preparación:

Pelar la palta y cortarla por la mitad. Remover el carozo y trozar. Rellenar un vaso medidor y refrigerar el resto.

Cortar el cantalupo por la mitad. Remover las semillas y pulpa. Cortar dos gajos y pelarlos. Trozar y dejar a un lado. Reservar el resto del cantalupo en la nevera.

Lavar y trozar el apio. Dejar a un lado.

Lavar la albahaca bajo agua fría. Colar y romper con las manos. Dejar a un lado.

Lavar el pepino y cortarlo en rodajas gruesas. Dejar a un lado.

Procesar la palta, cantalupo, apio, albahaca y pepino en una juguera. Transferir a un vaso y refrigerar 15 minutos antes de servir.

Información nutricional por porción: Kcal: 288, Proteínas: 7.5g, Carbohidratos: 37.1g, Grasas: 23g

37. Jugo de Melón y Zanahoria

Ingredientes:

1 gajo de melón dulce grande

2 zanahorias grandes

1 alcachofa grande

1 pomelo grande

1 nudo de jengibre pequeño, 1 pulgada

2 onzas de agua

Preparación:

Cortar el melón dulce por la mitad. Remover las semillas, cortar un gajo y pelarlo. Trozar y poner en un tazón. Refrigerar el resto.

Lavar las zanahorias y cortar en rodajas gruesas. Dejar a un lado.

Recortar las capas marchitas de la alcachofa. Trozar y dejar a un lado.

Pelar el pomelo y dividirlo en gajos. Dejar a un lado.

Pelar el nudo de jengibre y dejar a un lado.

Procesar la alcachofa, pomelo, melón dulce, zanahorias y jengibre en una juguera.

Transferir a vasos y añadir el agua. Agregar hielo y servir inmediatamente.

Información nutricional por porción: Kcal: 230, Proteínas: 9.5g, Carbohidratos: 72.6g, Grasas: 1.1g

38. Jugo de Manzana y Lima

Ingredientes:

1 manzana verde grande, sin centro

1 lima grande, sin piel

1 taza de trozos de mango

1 naranja grande, sin piel

1 nudo de jengibre pequeño, 1 pulgada

2 onzas de agua

Preparación:

Lavar la manzana y remover el centro. Trozar y dejar a un lado.

Pelar la lima y cortarla por la mitad. Dejar a un lado.

Lavar el mango y trozarlo. Rellenar un vaso medidor y refrigerar el resto.

Pelar la naranja y dividirla en gajos. Dejar a un lado.

Pelar el nudo de jengibre y dejar a un lado.

Procesar el mango, naranja, manzana, lima y jengibre en una juguera. Transferir a vasos y añadir el agua.

Agregar hielo y servir inmediatamente.

Información nutricional por porción: Kcal: 268, Proteínas: 12.8g, Carbohidratos: 53g, Grasas: 1.5g

39. Jugo de Col Rizada y Lechuga

Ingredientes:

1 taza de col rizada, en trozos

1 taza de lechuga romana, en trozos

1 taza de zapallo calabaza

1 taza de verdes de ensalada, en trozos

1 pepino grande

½ cucharadita de Sal Himalaya

¼ cucharadita de Pimienta cayena, molida

2 onzas de agua

Preparación:

Combinar los verdes de ensalada, col rizada y lechuga en un colador. Lavar bajo agua fría y romper con las manos. Dejar a un lado.

Lavar el zapallo calabaza y cortarlo por la mitad. Remover las semillas, trozar y dejar a un lado. Reservar el resto.

Lavar el pepino y cortarlo en rodajas gruesas. Dejar a un

lado.

Combinar el zapallo calabaza, verdes de ensalada, col rizada, lechuga y pepino en una juguera, y pulsar.

Transferir a vasos y añadir la sal, pimienta cayena y agua. Refrigerar 15 minutos antes de servir.

Información nutricional por porción: Kcal: 91, Proteínas: 7.8g, Carbohidratos: 25.2g, Grasas: 1.6g

OTROS TITULOS DE ESTE AUTOR

70 Recetas De Comidas Efectivas Para Prevenir Y Resolver Sus Problemas De Sobrepeso: Queme Calorías Rápido Usando Dietas Apropiadas y Nutrición Inteligente

Por

Joe Correa CSN

48 Recetas De Comidas Para Eliminar El Acné: ¡El Camino Rápido y Natural Para Reparar Sus Problemas de Acné En 10 Días O Menos!

Por

Joe Correa CSN

41 Recetas De Comidas Para Prevenir el Alzheimer: ¡Reduzca El Riesgo de Contraer La Enfermedad de Alzheimer De Forma Natural!

Por

Joe Correa CSN

70 Recetas De Comidas Efectivas Para El Cáncer De Mama: Prevenga Y Combata El Cáncer De Mama Con una Nutrición Inteligente y Alimentos Poderosos

Por

Joe Correa CSN

www.ingramcontent.com/pod-product-compliance
Lightning Source LLC
Chambersburg PA
CBHW030300030426
42336CB00009B/465